神奇的耳鼻

文/（韩）曹恩受　图/（韩）苏允庆　译/沈丹丹

我是大鼻子奇奇。

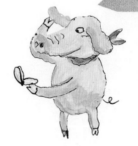

我是神神，我最喜欢听欢快的音乐了！呀呼！

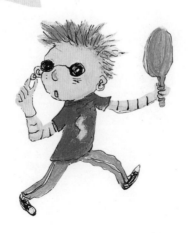

CNS 湖南少年儿童出版社
HUNAN JUVENILE & CHILDREN'S PUBLISHING HOUSE

闹哄哄的耳朵

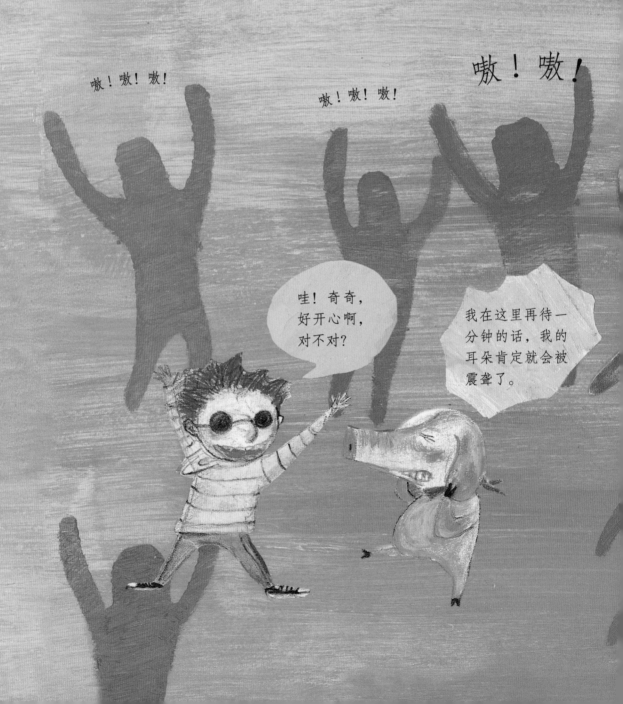

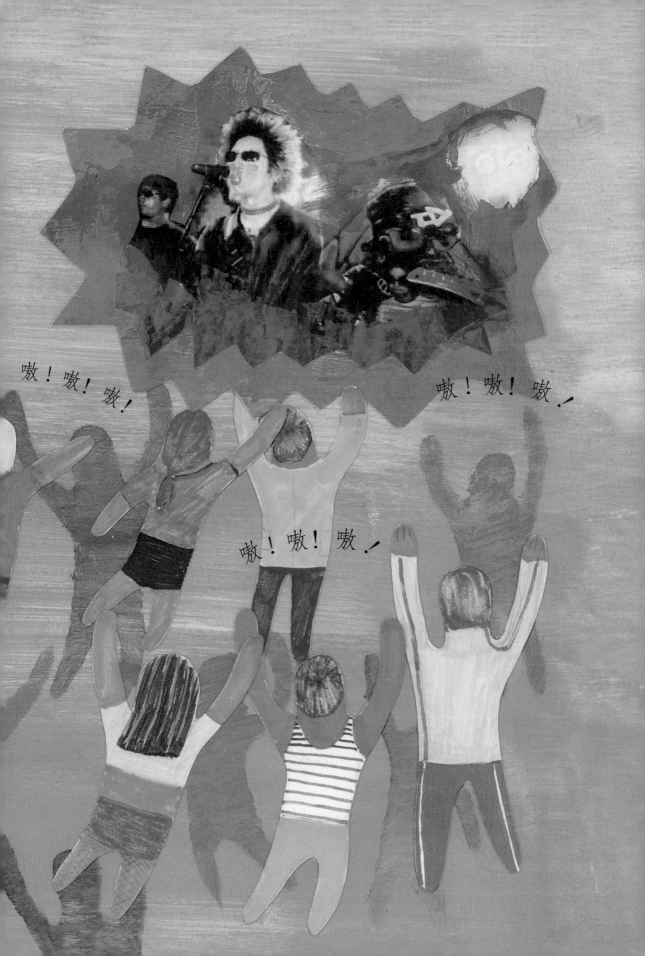

耳朵不可能被震聋？
奇奇说得没错儿，
嘈杂的高声会伤害我们耳朵内部的听觉细胞，
如果我们很长时间都在听嘈杂的声音，
恐怕直到第二天起床，耳朵都会嗡嗡地响。
人到老年的时候，听力往往会明显下降，
这是因为人们的感觉器官变老了，
所以，跟老奶奶说话时，
要靠近老奶奶的耳朵大声说，
老奶奶才可能听到哦。

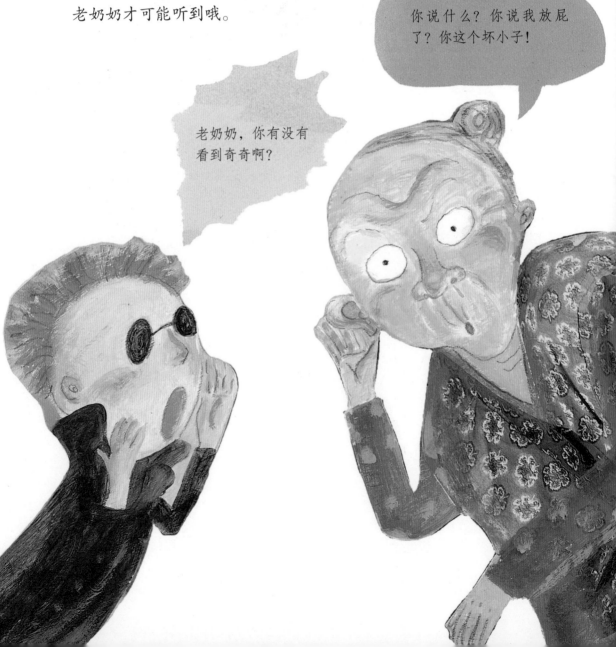

跟老奶奶说话时要用多大的声音她才能听得到呢？
如果像身高、体重一样，声音也能够测量就好了！
科学家为我们解决了测量声音的问题哦！

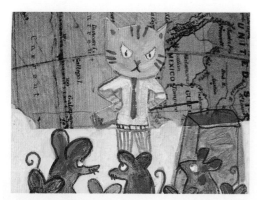

鸦雀无声 0 分贝

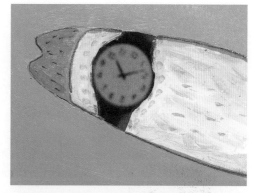

秒针走动的声音约 20 分贝

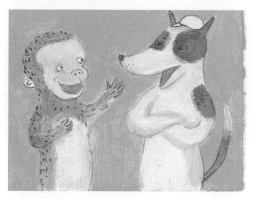

正常说话的声音约 50 分贝

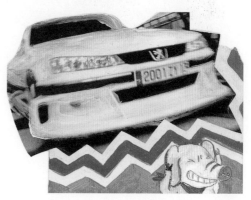

汽车鸣喇叭的声音约 100 分贝

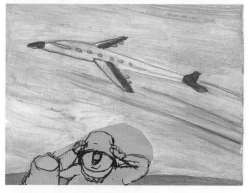

民用喷气式飞机起飞的声音约 120 分贝

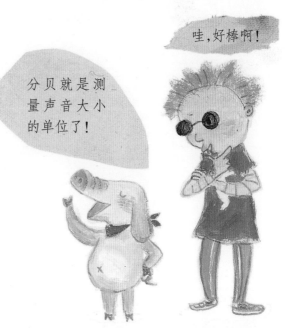

哇，好棒啊！

分贝就是测量声音大小的单位了！

神神的耳朵是怎么听到歌声的呢？
虽然有点吵，
但我们还是跟随神神喜欢的歌声去看一看吧。

像喇叭边缘的耳郭
收集声波。

像隧道一样的外耳道
呈 S 形，从外耳门至耳膜。

像鼓一样的耳膜
　就像我们用鼓槌敲
打鼓一样，声音到达耳
膜时，耳膜就会振动。

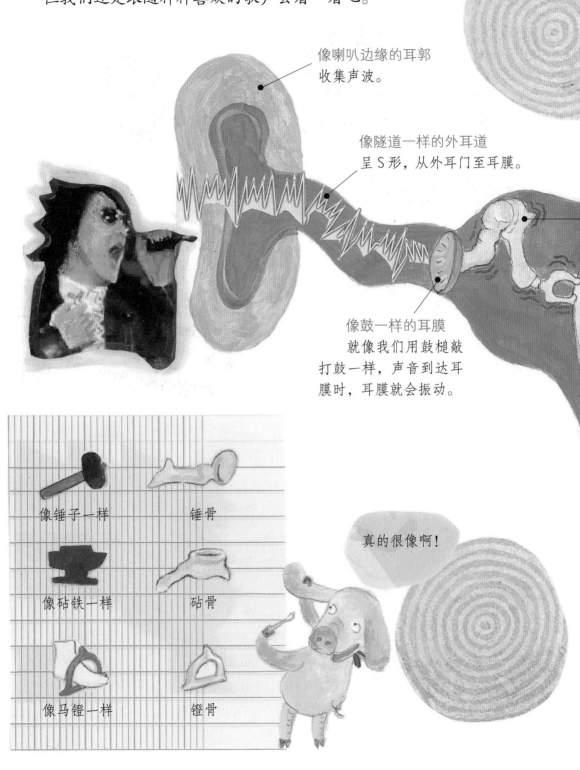

像锤子一样　　　锤骨

像砧铁一样　　　砧骨

像马镫一样　　　镫骨

真的很像啊！

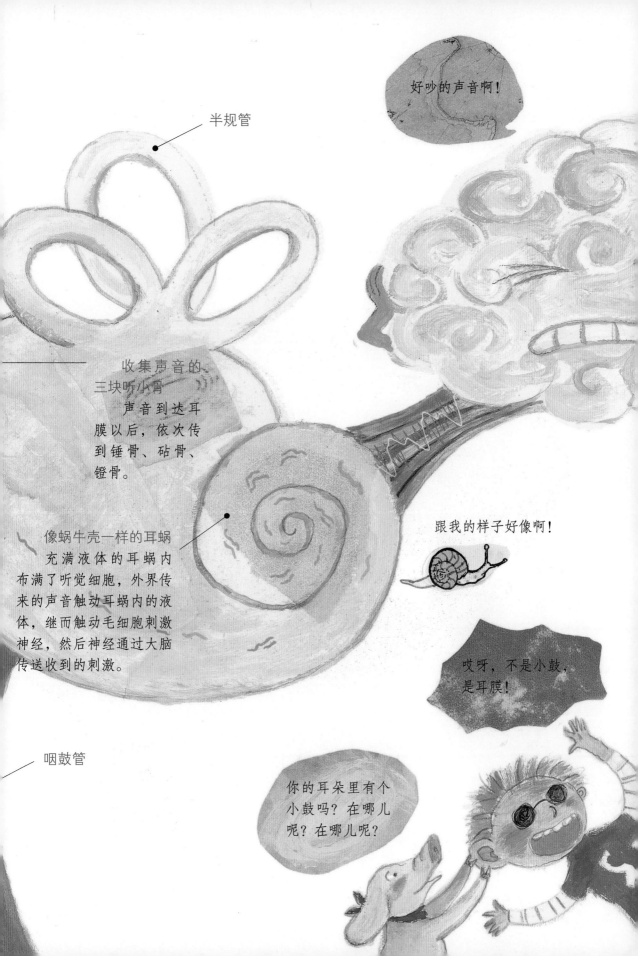

既然耳膜像鼓一样，
那么我们就一起做个小鼓，
看一看声音是如何让我们的耳膜振动的吧。

看得到的声音
在一个塑料碗上蒙上一层保鲜膜，一个简易的小鼓就制作好了。
小鼓制作好了以后，在保鲜膜上撒一些米粒。
然后在碗旁边用勺子敲打平底锅，弄出嘈杂的声音。
会发生什么事情呢？

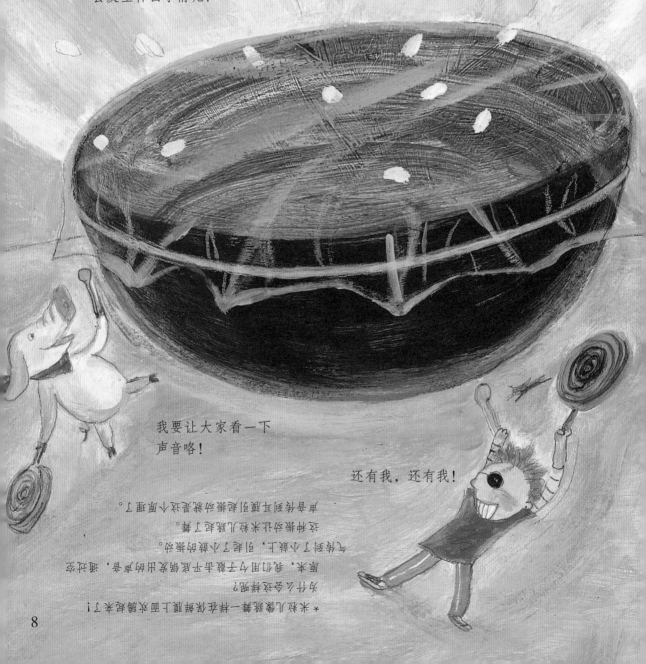

我要让大家看一下
声音咯！

还有我，还有我！

* 米粒儿像跳舞一样在保鲜膜上跳来跳去了！

为什么会这样呢？
原来，我们用勺子敲击平底锅时发出的声音，通过空
气传到了小碗上，引起了小鼓的振动。
这种振动的米粒儿跳起了舞。
再将振动引起保鲜膜振动，致使声音发生小鼓地了。

8

*耳朵之所以能够判断声音来自哪个方向，是因为声音到达两只耳朵的时间有细微的差别。两只耳朵需要分别测出声音源的距离，然后通知大脑，大脑通过这个差异判断发声的方向。因此，我们需要两只耳朵听声音。

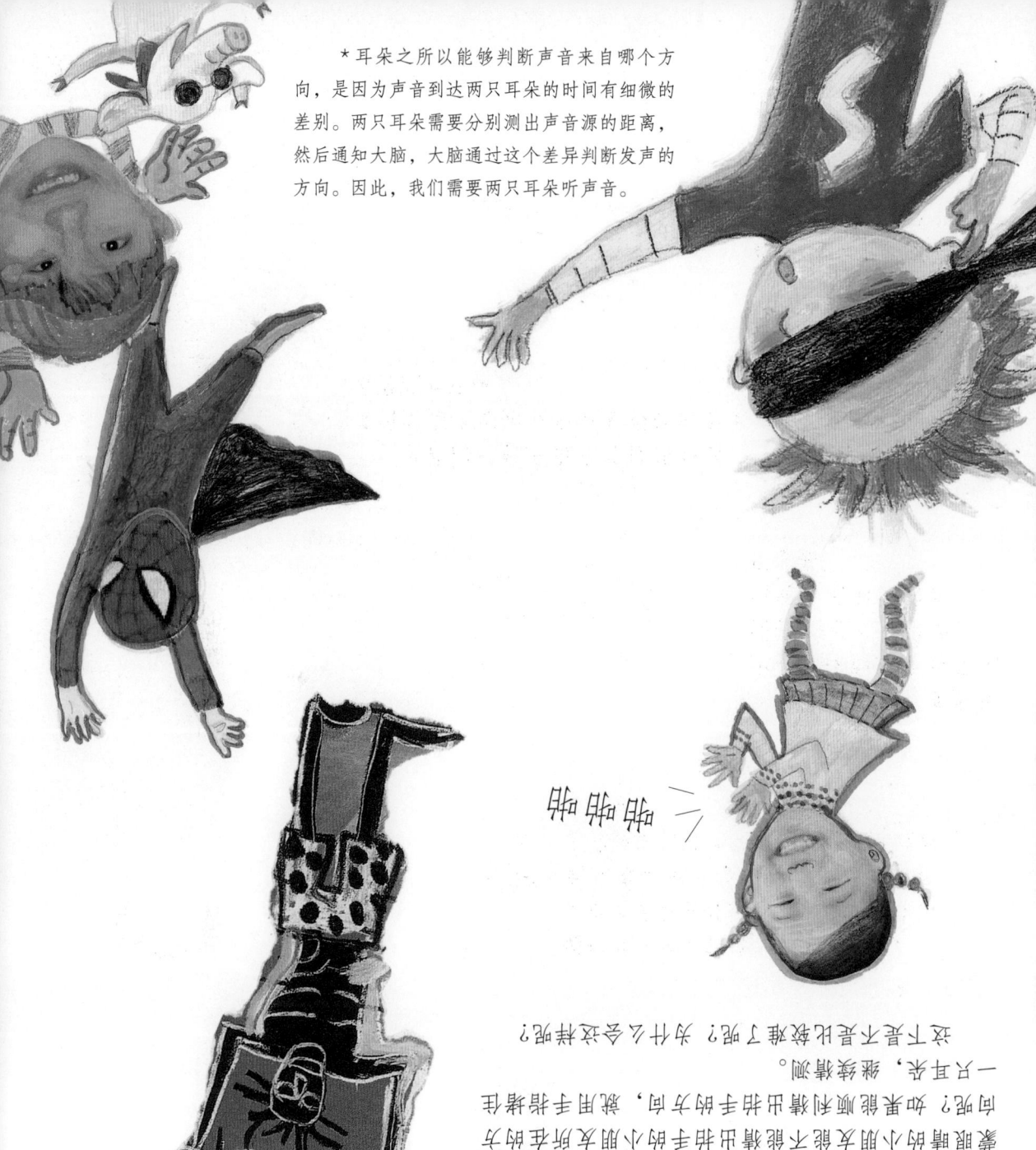

那么，我们为什么有两只耳朵，而不是一只呢？下面就为我们做一个小实验吧。

花点时间想想？

我们需要找几个小朋友来帮忙完成这个实验。

一个小朋友要蒙上眼睛，其他几个小朋友站在不同方向，轮流在其中一个小朋友耳朵旁"啪啪啪"地拍手，蒙眼睛的小朋友要不停地说出拍手的小朋友所在的方向？如果蒙眼睛的小朋友说不清楚拍手的方向，就用手捂住其中一只耳朵，再听再测。

这下是不是比较难了呢？为什么会这样呢？

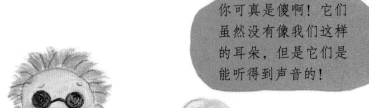

原来耳朵这么厉害呀，那些没有耳朵的动物们真可怜啊！

你可真是傻啊！它们虽然没有像我们这样的耳朵，但是它们是能听得到声音的！

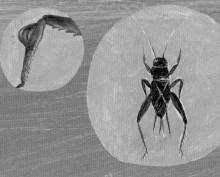

蟋蟀的耳膜器官位于前腿上。

昆虫拥有具有耳膜功能的皮肤薄片，接收到声音后就能够引起皮肤薄片的振动，这种振动刺激神经后，通过昆虫的大脑传递信号。

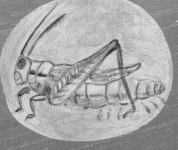

蝗虫的耳膜在肚子上。蟋蟀和蝗虫为了觅偶会发出某种声音，它们对自己同类的声音特别敏感。

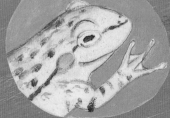

青蛙的耳膜暴露在身体的外面，眼睛后面呈圆形或者椭圆形的东西就是青蛙的耳膜。

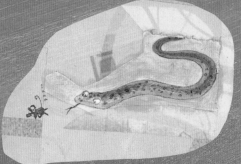

蛇虽然听不到声音，但是能感受到踏地的声音，它是通过骨传导听到声音的。

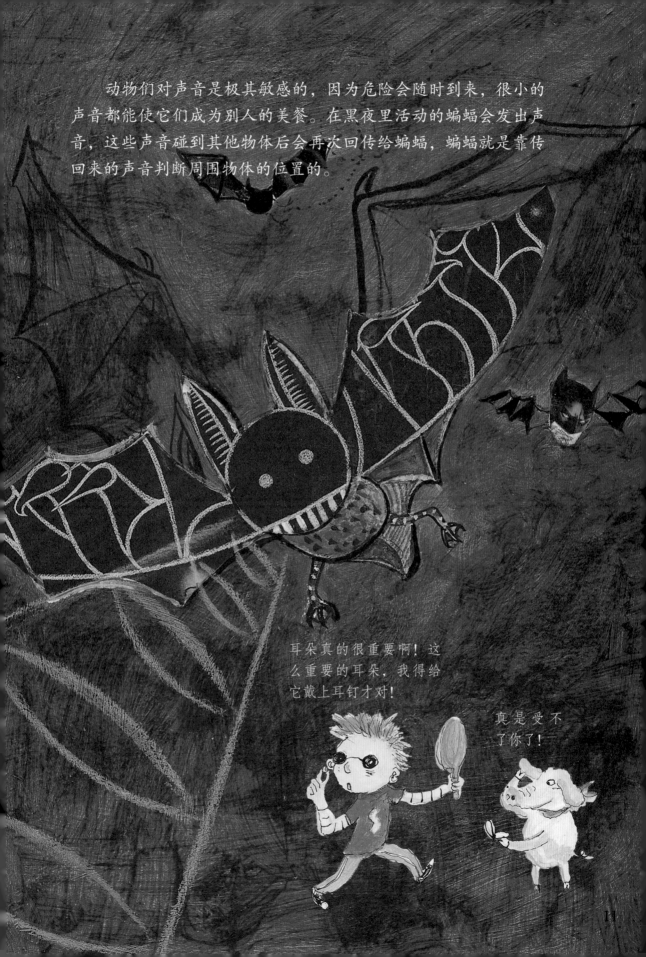

　　动物们对声音是极其敏感的，因为危险会随时到来，很小的声音都能使它们成为别人的美餐。在黑夜里活动的蝙蝠会发出声音，这些声音碰到其他物体后会再次回传给蝙蝠，蝙蝠就是靠传回来的声音判断周围物体的位置的。

耳朵真的很重要啊！这么重要的耳朵，我得给它戴上耳钉才对！

真是受不了你了！

保持平衡的耳朵

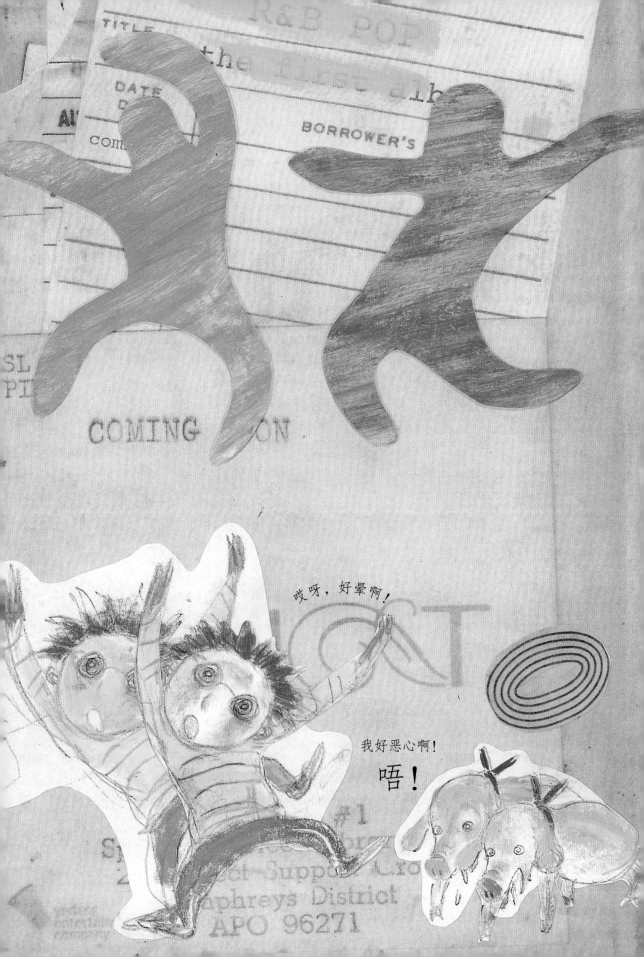

当你呼呼地转几圈后突然停下来，
你还能保持平衡是非常困难的事吧？
体操运动员却能迅速保持平衡，
这是因为他们经过了长时间的训练。

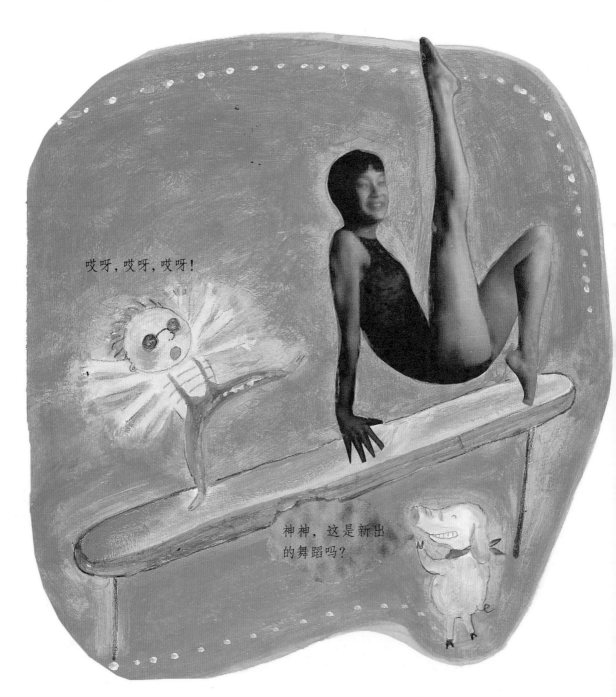

婴儿学习走路的时候会经常摔跤，
但是学会走路后就可以轻而易举地保持平衡，
这是因为有种东西在默默地帮小宝宝保持平衡呢！
那么是什么在帮助小宝宝呢？
对了，正是我们的耳朵！

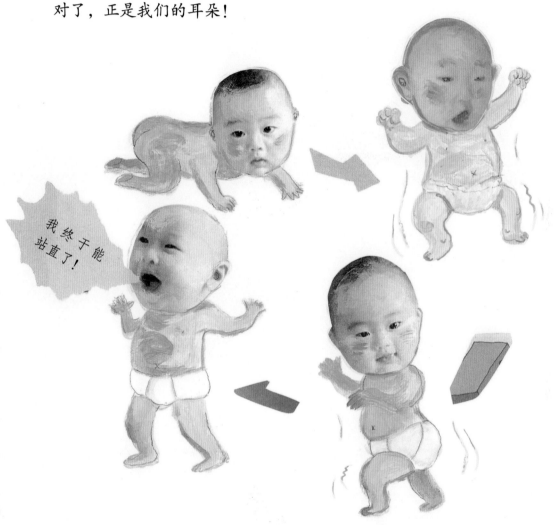

我终于能站直了！

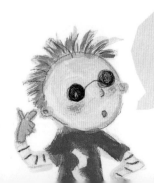

更准确地说，应该是我们耳朵里面的半规管在帮助小宝宝保持平衡哦！

呀，真是太棒了！

我们再来看看耳朵的结构吧！
看见耳蜗上面三个半圆形状的圈圈了吗？
这就是半规管。
半规管是如何帮助我们保持平衡的呢？

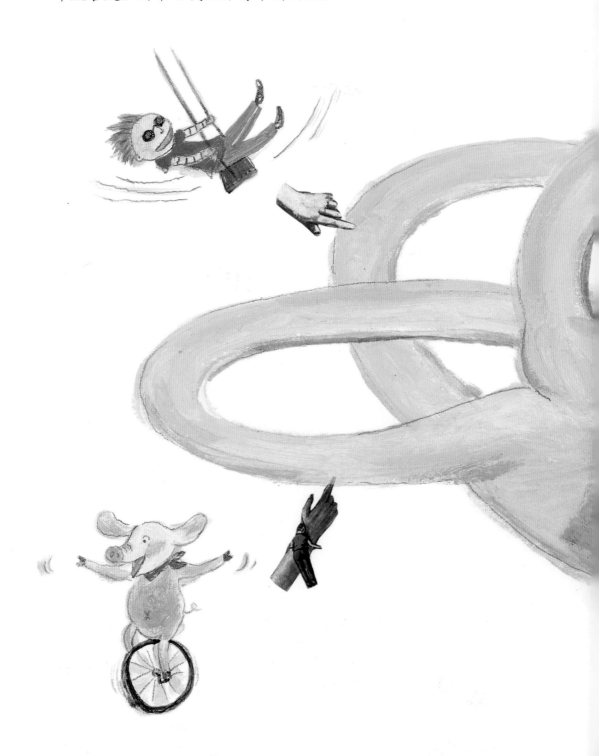

半规管里面充满了淋巴液和毛细胞，
当我们的身体摆动时，淋巴液也会晃动，
毛细胞就会感受到淋巴液的晃动，并把这一信息告知大脑，
大脑接收到这个信息后，就会对肌肉发出保持平衡的命令。
"神神，你要努力保持平衡啊！"

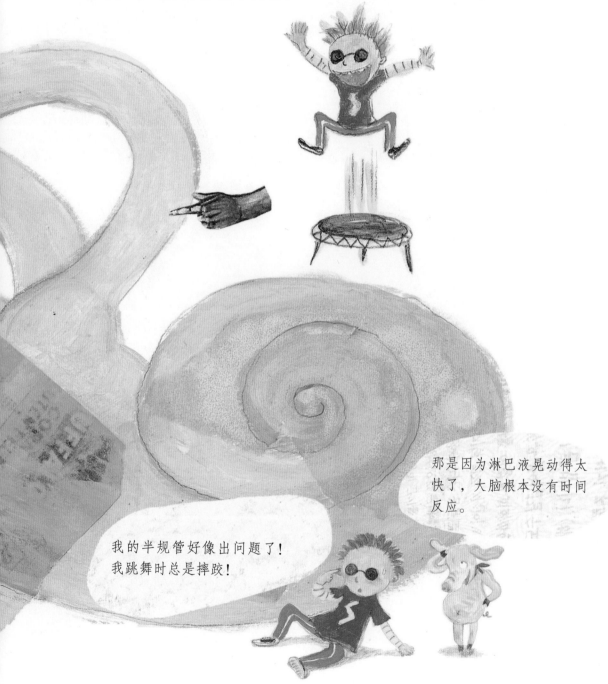

那是因为淋巴液晃动得太快了，大脑根本没有时间反应。

我的半规管好像出问题了！
我跳舞时总是摔跤！

你试过闭上眼睛用一只脚站着吗?
闭上眼睛单腿站立是很难保持平衡的。
但是耳朵在保持平衡方面具有更重要的作用哟。
如果我们无法保持平衡将会带来很多麻烦。
现在知道耳朵有多么重要了吧!

哼!

我可是芭蕾舞之王哟!

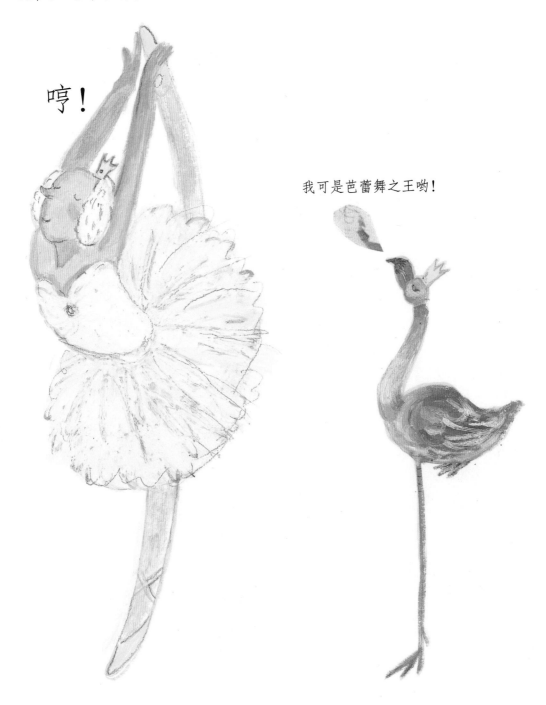

下面，让我们来看看神神的平衡感怎么样吧。
神神闭上双眼后，轻轻地抬起一只脚，
他能坚持多长时间呢？ 1秒？ 2秒？

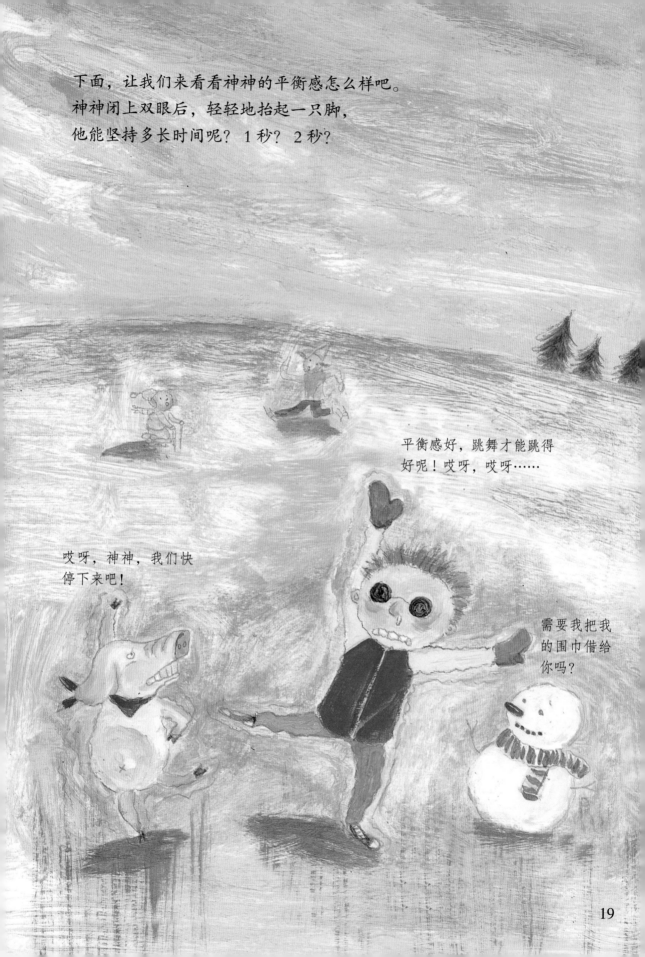

平衡感好，跳舞才能跳得
好呢！哎呀，哎呀……

哎呀，神神，我们快
停下来吧！

需要我把我
的围巾借给
你吗？

闻气味的鼻子

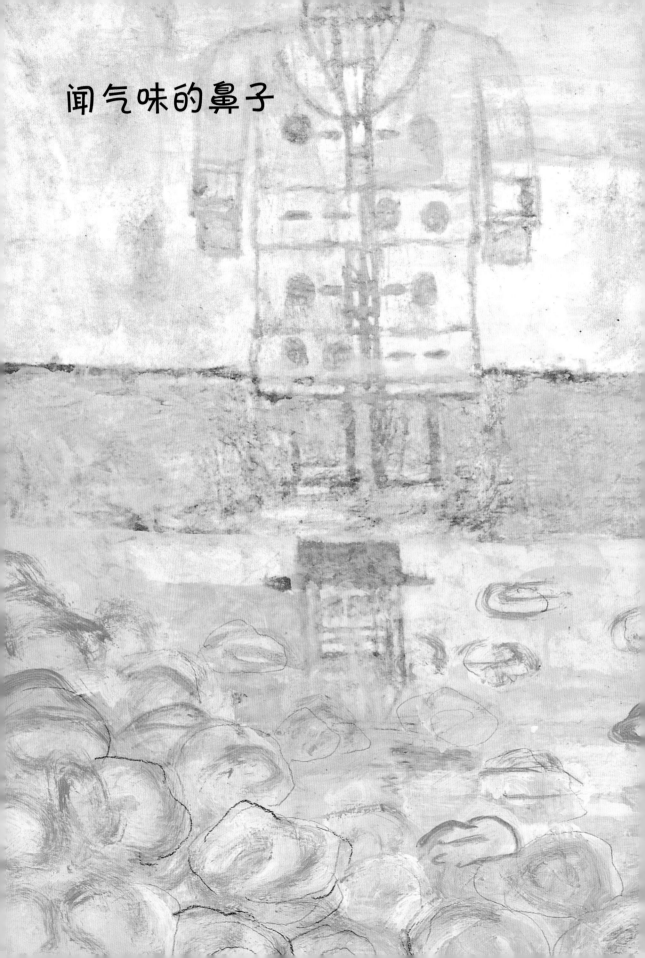

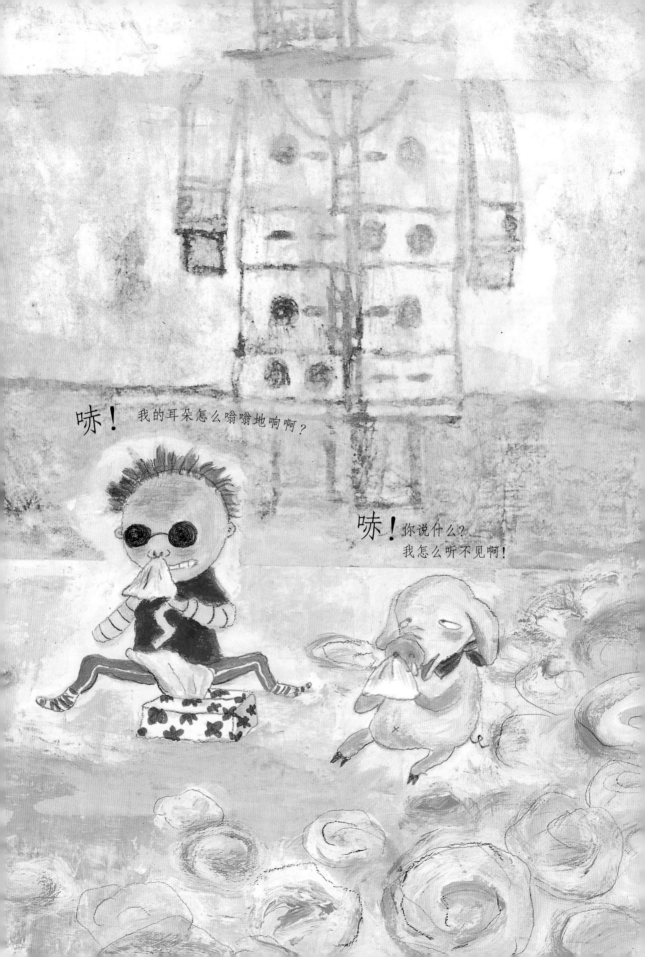

我们擤鼻涕的时候，为什么耳朵会嗡嗡作响呢？
这是因为鼻子和耳朵是连接在一起的。
连接鼻子和耳朵的部位叫作咽鼓管。
如果我们用力擤鼻涕，就会给鼻子施加很大的压力，
这股压力就会通过咽鼓管传给耳朵。

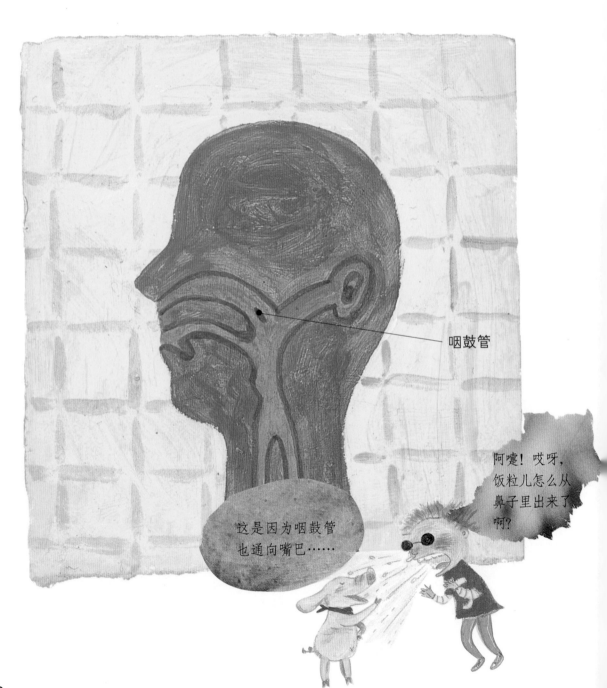

咽鼓管

这是因为咽鼓管
也通向嘴巴……

阿嚏！哎呀，
饭粒儿怎么从
鼻子里出来了
啊？

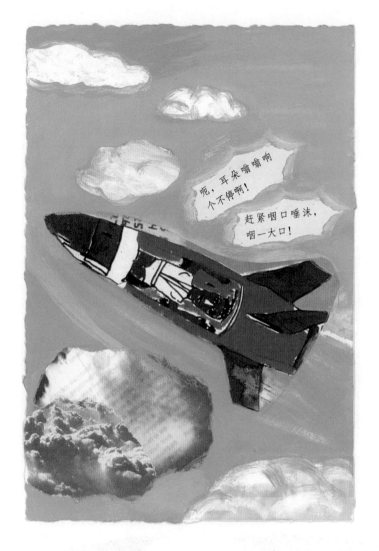

火车进入隧道时，或者飞机起飞、降落时，耳朵嗡嗡作响是由于气压造成的。

这个时候打哈欠、咽唾沫或者嚼口香糖，都可以改善这种感觉。

因为这样做的时候咽鼓管是打开着的，这样就可以调节气压。

擤鼻涕的正确方法

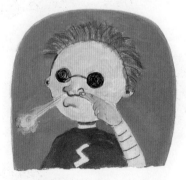

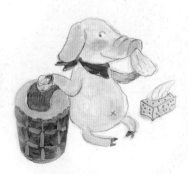

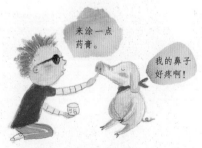

轻轻地按住一个鼻孔，只用另一个鼻孔擤，也就是说一次只擤一个鼻孔。

用软软的纸巾擤鼻涕。对了，用过的纸巾一定要扔到别人接触不到的地方哟，这一点很重要！

如果鼻孔皲裂，火辣辣地疼，就要涂抹一些药膏哟。

得过感冒的人都知道，
感冒鼻塞的时候，我们会没有食欲，
可能一点儿东西都不想吃，
这是因为鼻子闻不到食物的香味。
我们只有闻到食物的香味，
才会很想吃东西哦。

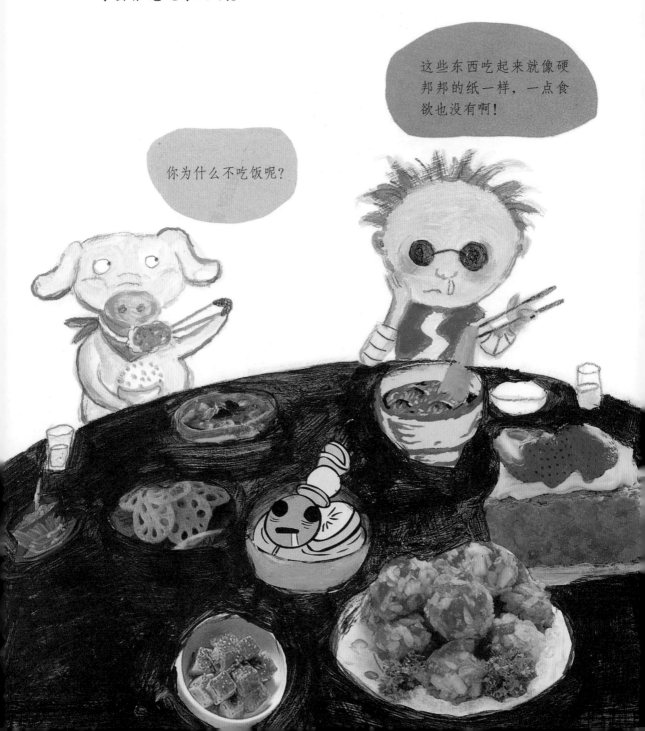

这些东西吃起来就像硬邦邦的纸一样，一点食欲也没有啊！

你为什么不吃饭呢？

散发香味的食物，
一般来说也是好吃的食物。
如果某种食物散发着难闻的味道，
可能不会有人想吃它，
而且，它也很可能是变质了。
所以说，我们的小鼻子绝对不是一
个简单的小孔，它负责着我们的健康呢！

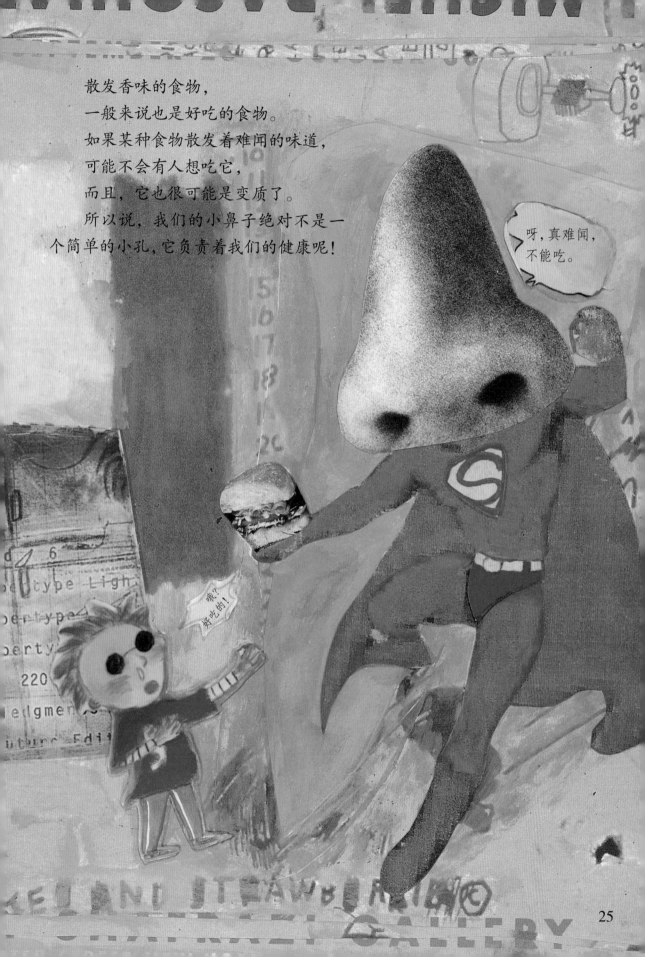

我们是怎么闻到气味的呢？
我们吸气的时候，就会将气味分子吸入鼻内，
气味分子接触到嗅觉细胞以后，
就会由神经传达给大脑，
大脑就会反应出所闻到的气味了。

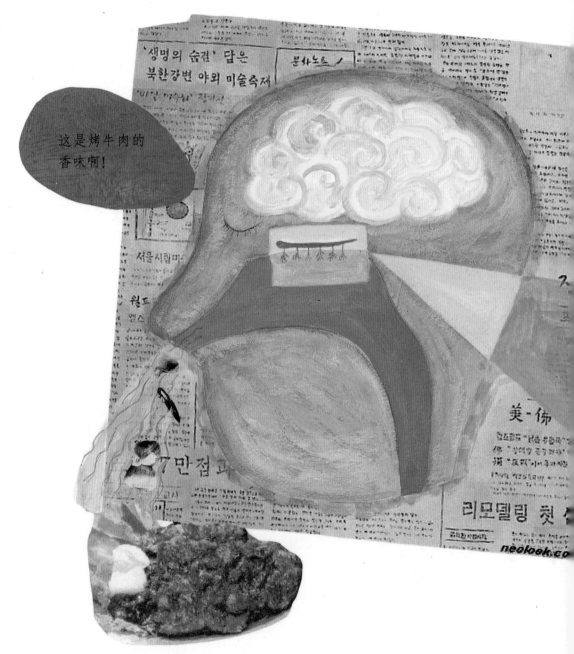

鼻孔的上方有邮票大小的嗅觉表皮，
闻气味的嗅觉细胞全部在这里。
能够辨别无数气味的嗅觉细胞群就只有一张邮票那么大，
是不是很神奇呢？
我们鼻子里有大约 500 万个嗅觉细胞，
能够分辨 2000 到 4000 种气味，
一些嗅觉灵敏的人能分辨 1 万多种气味呢！

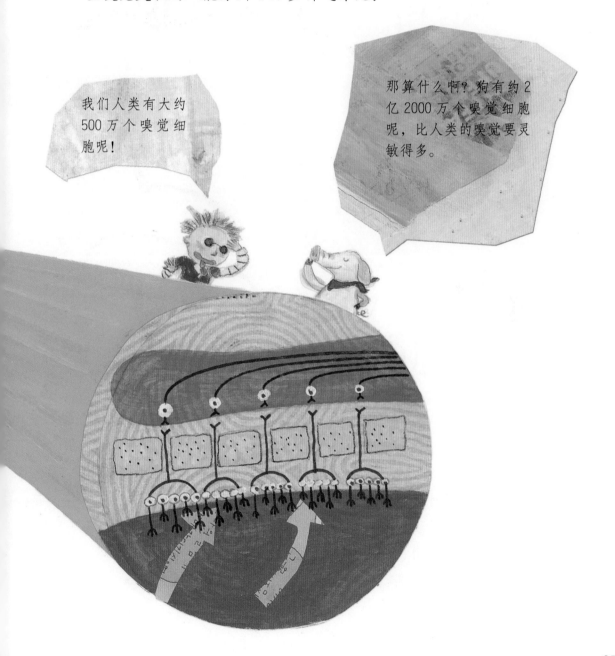

27

下面都是些什么呢？大家猜猜看！

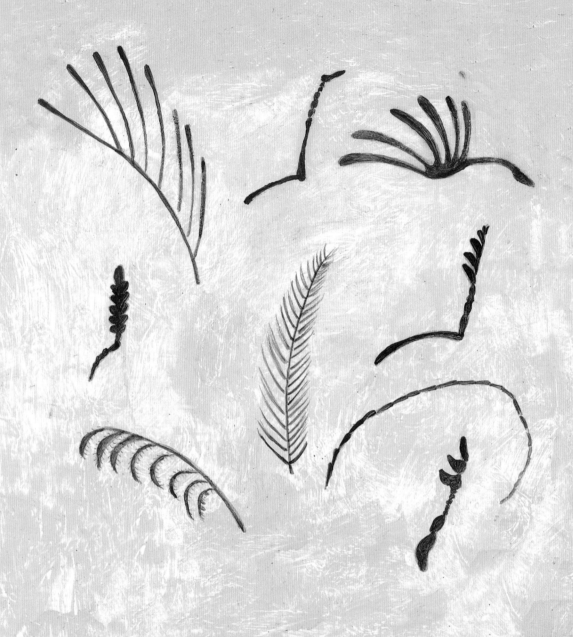

是鼻子！你猜对了吗？
这些都是各种昆虫的鼻子，叫作"触角"。
昆虫们就是用触角来闻气味的，
而且比人类的嗅觉还要灵敏呢！
如果要举行闻气味大赛，那么昆虫们肯定会获奖的！

对于动物来说，鼻子也是非常重要的。
有的动物通过鼻子闻气味来寻觅配偶，
有的动物通过鼻子闻气味发现敌情，
也有的动物靠鼻子寻找埋藏在地下的食物。

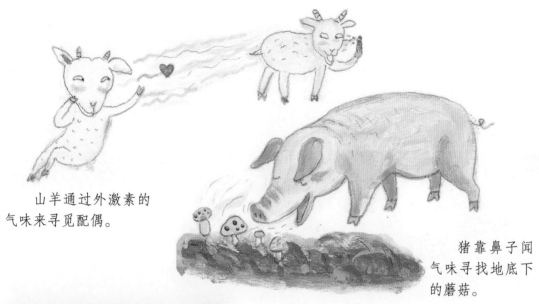

山羊通过外激素的
气味来寻觅配偶。

猪靠鼻子闻
气味寻找地底下
的蘑菇。

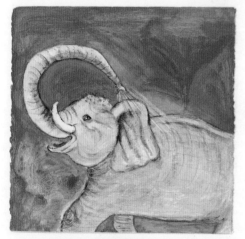

大象的鼻子比较特别，不仅能够
辨别各种气味，还能吸水喷洒到身上
为自己洗澡，也能擦拭落在眼睛里的
灰尘。大象鼻子的末端有两个像手指
一样的凸起物，能捏起种子大小的东
西呢。

我想把掉在眼里的灰尘
弄出来啊。

神神，你的鼻子
为什么一直在动
来动去啊？

呼吸的鼻子

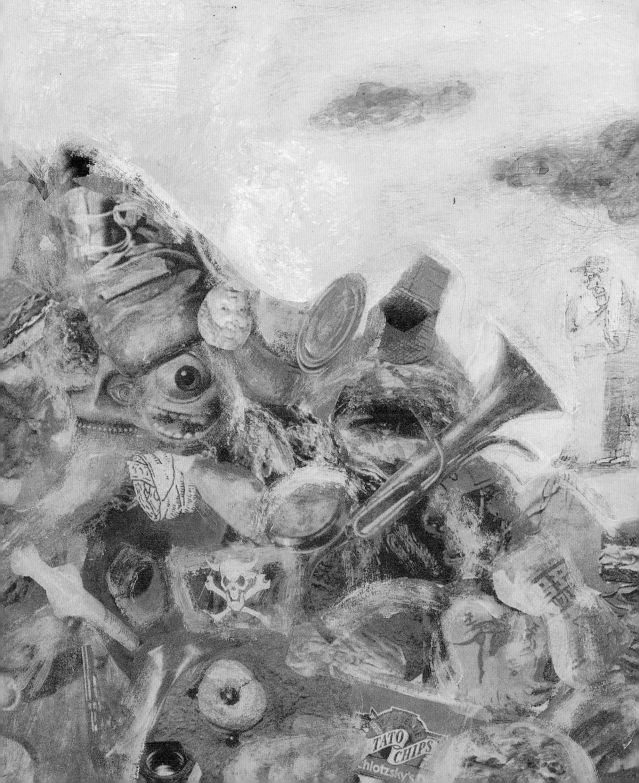

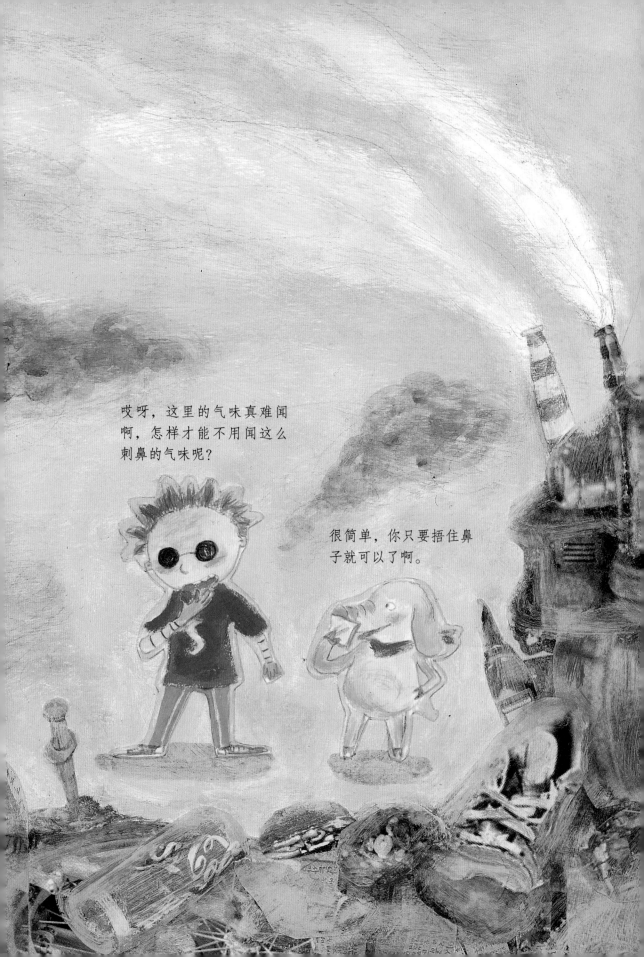

但是，如果把鼻子捂住，我们就无法呼吸了！
我们的鼻子在一刻不停地为我们呼吸着，
不管你是在跑步、静静地坐着，
还是在睡觉，鼻子都在不停地工作着。

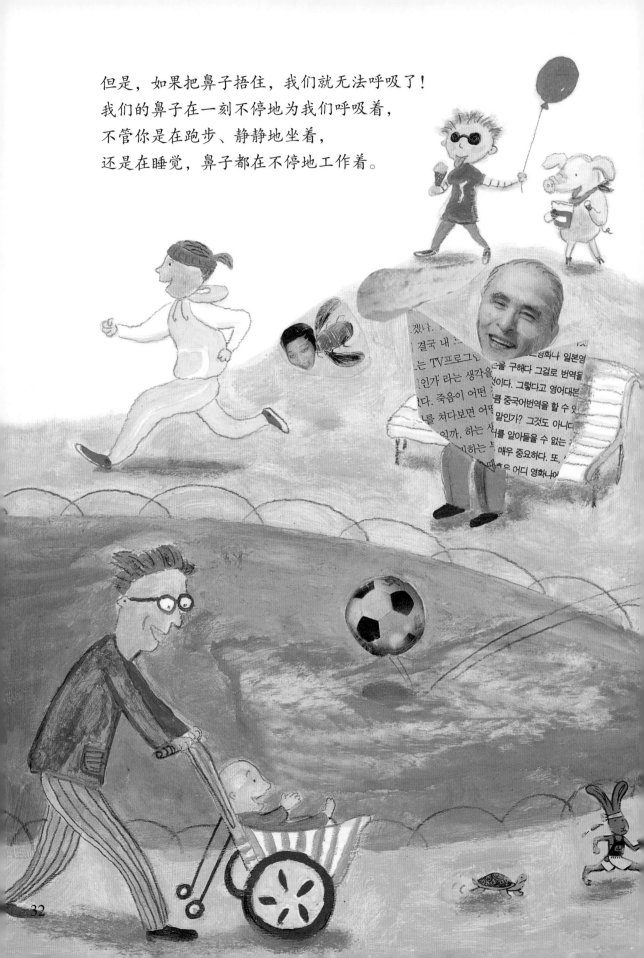

呼吸不是一件容易的事情。

我们的肺部需要湿润的、无菌的干净空气。

为了给肺部提供这样的空气，鼻子是相当忙的。

你说什么？

让鼻子只负责闻气味，让嘴巴代替鼻子呼吸？

那可不行哦，因为用鼻子呼吸才是健康的呼吸方法。

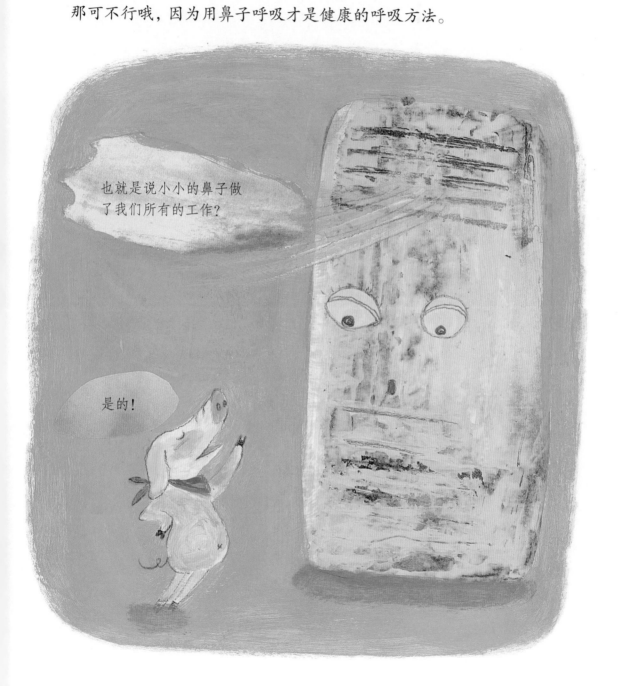

鼻子是如何给肺部输送湿润、干净的空气的呢？
下面让我们来看看变身机器人，噢，不对，是变身鼻子！

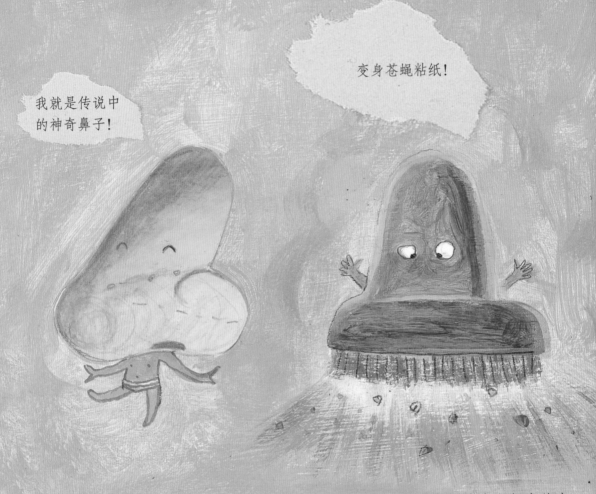

我就是传说中的神奇鼻子！

变身苍蝇粘纸！

　　鼻孔里的鼻毛可以过滤空气中的灰尘、杂物。而鼻黏膜会自动分泌一些黏液，这些黏液能像苍蝇粘纸一样将鼻毛无法过滤的东西粘住。这种黏液持续工作几个小时后就会变脏，但是鼻黏膜很快就能分泌出新的干净黏液。

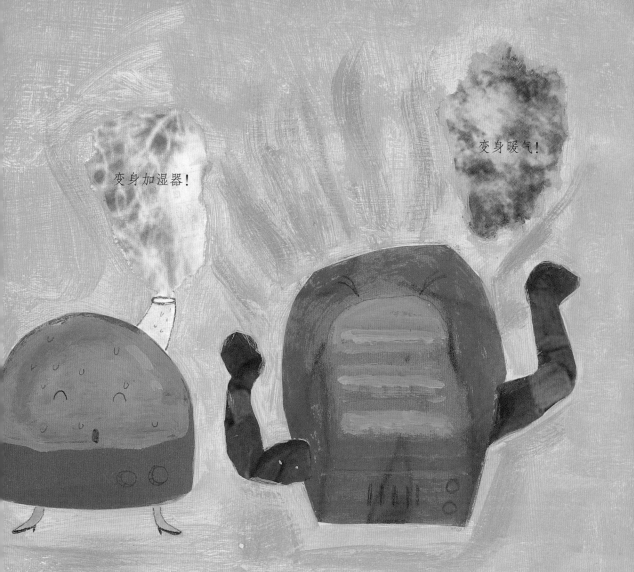

鼻子一天能分泌 1 升多水分，水分大部分是以黏液的状态，从鼻孔内像海绵一样的粉红色黏膜上分泌出来的。鼻子吸入干燥的空气后就会自动释放水分，湿化空气，然后将湿润的空气送达肺部。

鼻子的加温作用是由鼻甲骨完成的。3 块鼻甲骨在鼻腔壁上突向鼻腔内，这里布满了血管，当凉凉的空气流入时，鼻甲骨就会像暖气一样把血管的热量传给空气，将凉凉的空气加热到与人体正常温度基本一致时，再将温暖的空气送达肺部。

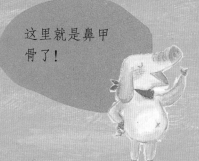

这里就是鼻甲骨了！

遮住眼睛我们会看不见，堵住耳朵我们会听不见，
如果堵住鼻子的话，我们会感觉很不舒服。
所以，不管有多难闻的气味，也不能长时间堵住鼻子哟！

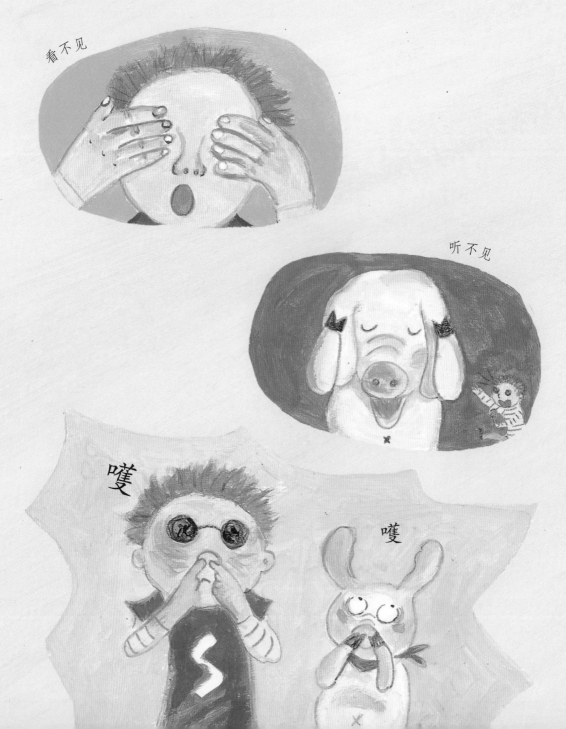

如果有很难闻的气味怎么办呢？
其实不用担心，
我们的鼻子对气味的适应能力是很强的，
就算是非常非常难闻的气味，
一段时间后，我们的鼻子也能很快适应。

受不了了！

这没什么呀，没那么难闻啊！

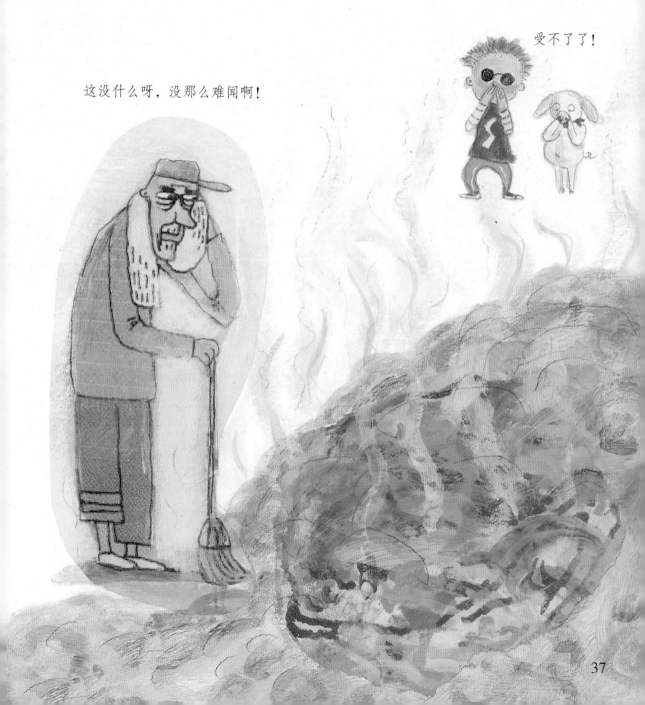

感觉灵敏的耳朵和鼻子

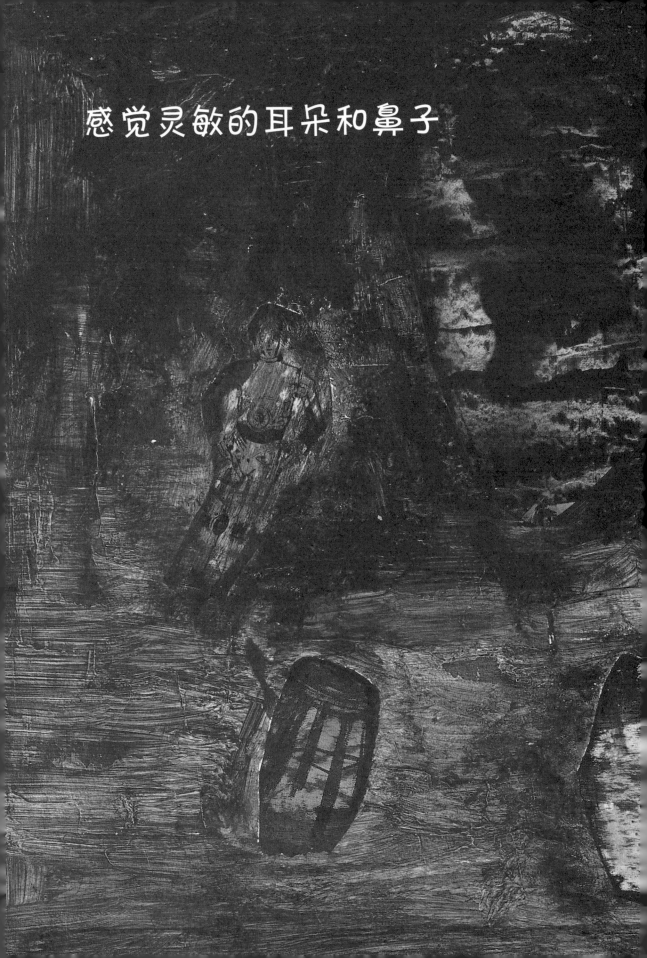

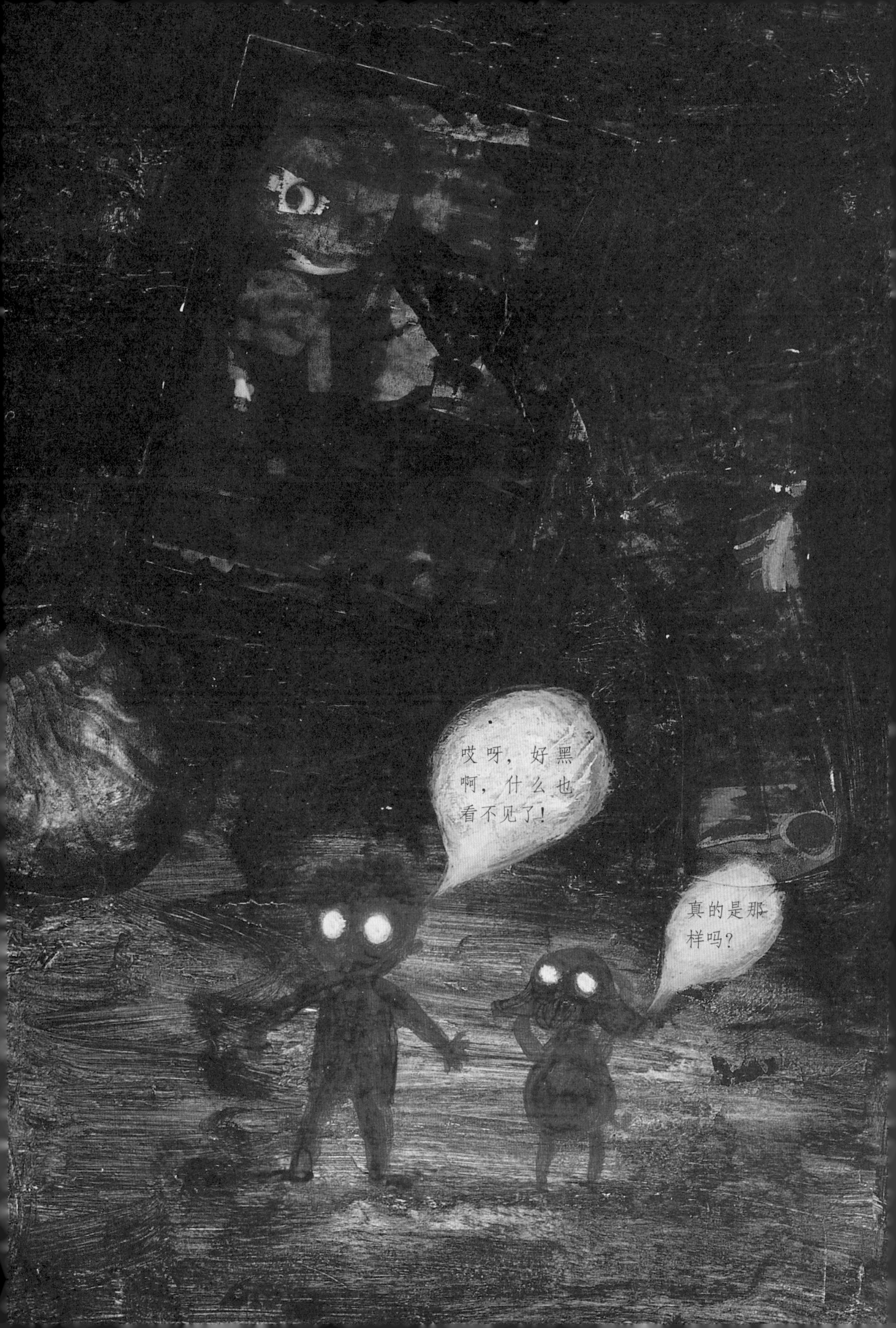
哎呀，好黑啊，什么也看不见了！
真的是那样吗？

让我们闭上眼睛听听看！
让我们闭上眼睛闻闻看！

喵……

橘子的味道

呃……

烤地瓜香味

丁零零……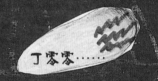

呃……

鲫鱼饼的味道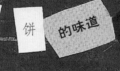

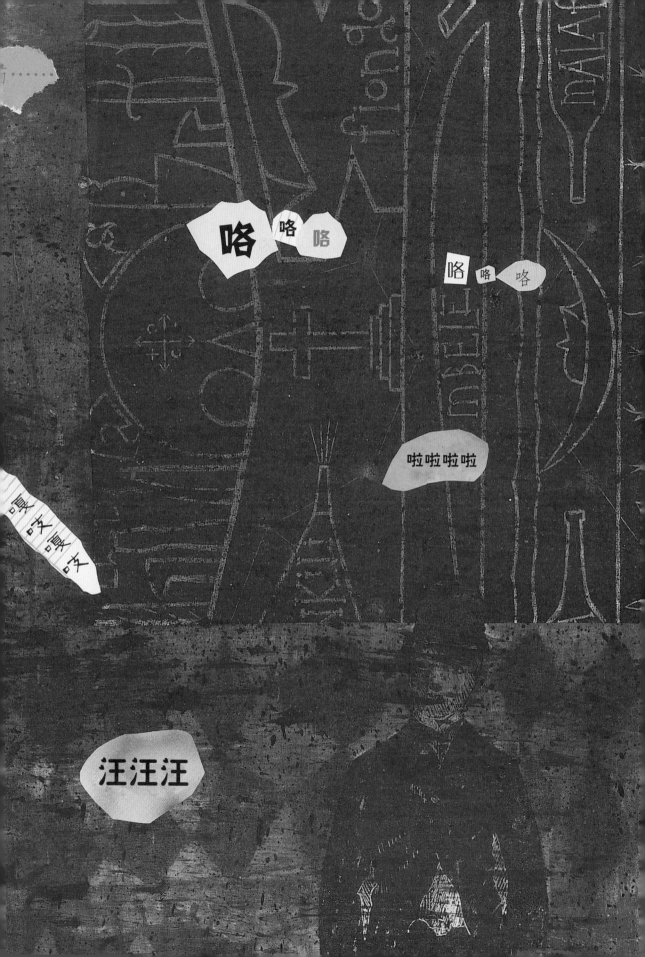

好了，现在可以睁开眼睛了。
看见刚才听见的东西了吧？
也看见刚才闻到的东西了吧？
怎么样？闭上眼睛也能看到很多东西呢。
虽然我们一般是用眼睛看东西的，
但是闭上眼睛说不定能看到更多的东西，
所以，让我们偶尔闭上眼睛感受一下吧！

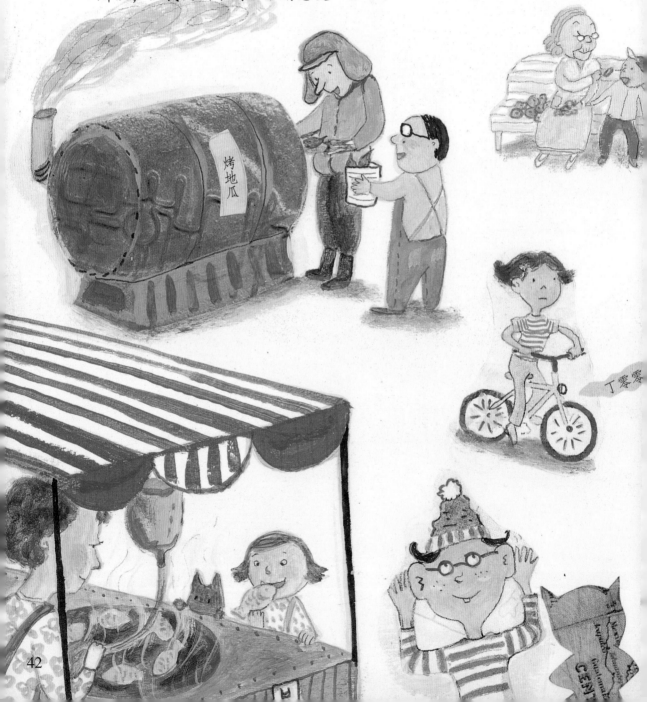

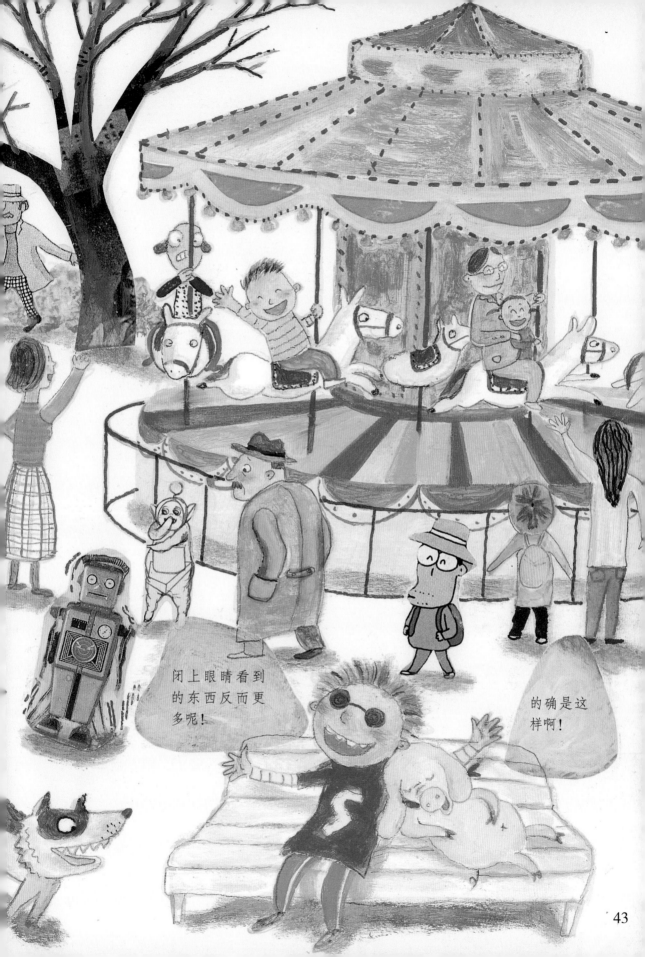

闭上眼睛看到
的东西反而更
多呢！

的确是这
样啊！

43

知 识 拓 展

为什么录音不像自己的声音?

人们听到自己的录音时都会疑惑：这是我的声音吗？但别人在听这个录音时却会非常确定地说是你的声音。这是因为我们听到的自己的声音是通过两条路径传到我们的耳朵里的。一条路径是通过空气传播，引起耳膜的振动；一条是通过颌骨的振动感受到声音。但是别人听到的只是通过空气传播过去的声音。因此我们听到的自己的声音跟别人听到的是不一样的。

中耳炎是怎么产生的?

耳病的原因有很多种，异物进入耳内、耳膜发炎、智齿的存在都会导致耳朵疼痛。但是最常见的耳病还是中耳炎。中耳炎是由进入到鼻子和嗓子里的病菌转移到耳朵里而引起的。人们得了感冒、麻疹，或者扁桃体发炎的时候，病毒和病菌就会通过耳咽管进入到耳内，并快速繁殖。

耳屎是如何形成的?

耳屎能够及时吸附进入耳内的灰尘或者虫子，保护外耳道。不同人种的耳屎是不同的，黄种人的耳屎一般是干干的，而白种人和黑种人的耳屎是湿湿的。耳屎不会进入耳膜内，只会堆积在耳道里，所以平时不需要特意掏耳屎。

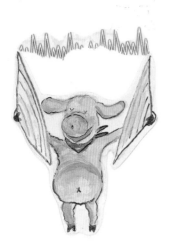

看得到的乐器声音

用乐器演奏的时候，乐器的一部分会快速振动，这种振动就会产生声波，声波会传到我们的耳内。乐器发出的声波的形状有的是曲线状，有的是锯齿状。

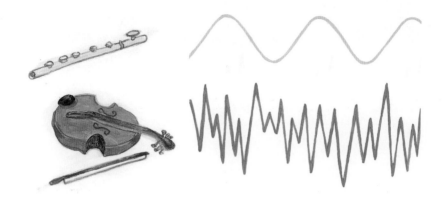

助听器的发明

　　助听器是收集声音并将声音传入耳内的装置。最简易、历史最悠久的助听器就是我们的手掌了。将手指聚拢成杯子的形状放到耳朵上，就是一个简易的"助听器"了。用上这个"助听器"，在闹哄哄的食堂里也能清楚地听到对方的声音。17 世纪发明的第一个助听器就能有效地收集声音并将声音传入耳内。

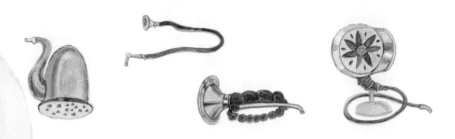

贝多芬真的是耳聋的人吗？

　　19 世纪初期，德国作曲家路德维希·凡·贝多芬发现自己的听力开始减弱，被人们熟知的第九交响乐创作完成时，他的听力几乎完全丧失。1824 年他第一次演奏这支曲子时，台下爆发出雷鸣般的掌声，但是此时，贝多芬只能在其他演奏员的提醒下，转身向观众致谢。当今的医生认为贝多芬是患了耳硬化症，在当时的医疗条件下是无法治愈的，但是现在这个问题可以通过使用助听器助听加以控制，也可以通过手术治愈。

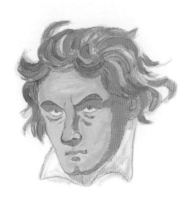

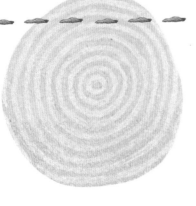

人类能够听到所有的声音吗？

狗训练师使用的哨声只有狗能听到，人类是听不到的。人类也听不到小家鼠叽叽叽叽的叫声，但是小猫却能听得很清楚，因此小猫是捉老鼠的高手。人类能听到16赫～20000赫（每秒振动次数）的声音。

人为什么会流鼻血呢？

为了有效调节温度，鼻孔内布满了毛细血管。由于毛细血管密集，所以很容易出现出血现象。因此，我们在用力挖鼻孔或者擤鼻涕时，可能会弄破黏膜而出血。流鼻血时，应该将头部稍微抬高，将棉球涂上药膏放入鼻孔内，再在鼻梁上做冷敷。

人为什么会流鼻涕？

当有病毒侵入鼻内时，鼻黏膜上就会分泌出较平常更多的黏液以消除病毒。这些黏液聚在一起，像瀑布一样涌出时，就形成了鼻涕。

鼻屎是怎么产生的？

鼻孔内壁布满了黏膜细胞，由于纤毛的存在，黏膜细胞分泌出来的黏液会随着纤毛运动不断地移向鼻洞。没有被鼻毛过滤掉的细小灰尘以及细菌就附着在这些黏液上，这些东西干燥之后就成了鼻屎。

小祖宗，快出来吧！

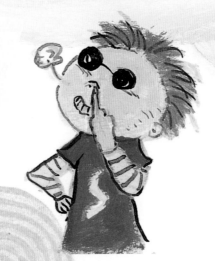

崔玉涛：中国知名育儿专家，育学园创始人及首席健康官，育学园儿科诊所所长。从事儿科临床和健康科普工作 30 余年，曾任北京和睦家医院儿科主任、北京儿童医院 NICU 副主任。在《父母必读》杂志开办《崔玉涛大夫诊室》专栏 17 年，并累计出版多部育儿专著，热销 300 万册。国医师协会儿童健康委员会专家，每年应邀参加美国儿科学会，欧洲儿科胃肠、肝病、营养学会，亚洲儿科大会，美国过敏、免疫、哮喘学会，世界过敏学会，国际医学大会等。至今在国内百余个城市举办 300 余场讲座，同时向 560 多万粉丝传播健康育儿知识并在线答疑，是宝爸宝妈们心中的"育儿男神"。

崔玉涛大夫开讲啦！

小儿常见鼻部疾病

孩子的小鼻子容易出现一些小问题，比如流鼻涕，鼻子呼噜噜地响。这虽然是一种疾病现象，如果不发热、不咳嗽，一般一周内会自行痊愈。不过，如果孩子反复、持续发作，或是伴有头痛、打鼾等，就要引起家长的重视了。下面，我们来了解一些孩子鼻子方面的常见病症。

鼻塞

新生儿最怕鼻塞。由于新生儿鼻腔细小，被分泌物阻塞的现象十分常见。家长可以试着先向新生儿鼻腔内滴入少许生理盐水，等几分钟后，用特制的吸鼻器抽吸，可以帮助排出鼻腔内的分泌物。经常向鼻腔内涂少许橄榄油、香油等，也有助于鼻内分泌物的排出。不过，家长最好不要自己用干棉签清理小婴儿的鼻腔，以防造成不必要的损伤。对于 3 岁以上的孩子，家长可以用纸棉签，用生理盐水打湿，再轻柔地旋转出分泌物。

鼻窦炎

鼻窦炎是常见的上呼吸道感染的一种，除了表现流鼻涕、鼻塞外，还可出现发热等。最具特征的表现是流浓鼻涕、头痛，并具有眼眶、颧骨等处明显的压痛。一般情况下，口服或肌注抗生素加上鼻腔局部黏膜收缩药物即可治疗。若治疗较晚或问题较为严重，可能需要采取外科手术治疗。

鼻塞伴有夜间打鼾

鼻塞伴有夜间打鼾常为腺样体肥大的表现。腺样体位于鼻腔后部，是淋巴样软组织。上呼吸道感染可刺激腺样体，使腺样体肿大。反复上呼吸道感染后，增大的腺样体就不能再恢复其原有的体积了。上呼吸道感染也容易引起扁桃体肿大，所以腺样体肥大多与扁桃体肿大同时存在。肥大的腺样体还产生很多分泌物，进一步阻塞鼻腔造成鼻塞，所以孩子夜间睡觉时会出现打呼噜现象。一般来说，手术切除是治疗腺样体肥大的有效方法。

过敏性鼻炎

有一些孩子遇到花粉，或遇到冷空气，或遇到一些潮湿环境中的霉菌就会出现打喷嚏、流鼻涕等反应，其实这都是过敏性鼻炎的表现。过敏性鼻炎是怎么造成的呢？其实这跟食物过敏有关系。那些有过敏性鼻炎的，不管是孩子还是成人，他们曾经都有过荨麻疹历史、湿疹的历史，或者胃肠道不舒服等等这些食物过敏的历史。人体基本上跟外界接触的是两种组织，一种组织叫皮肤，一种组织叫黏膜，比如口腔黏膜，鼻部黏膜，胃肠道、气道黏膜等。如果我们对一个食物过敏，在吃食物的过程中会引起胃肠道的反应。这个反应其实有很多的表现，会表现在鼻部的黏膜，甚至呼吸道的黏膜。过敏有三部曲：第一部是以消化道和皮肤为表现的，这是食物过敏最典型的表现；第二部是以上呼吸道为表现的，那就是鼻炎、咽炎、喉炎；第三部是以下呼吸道为表现的，那就是哮喘。这个三部曲还有年龄差异，一般一岁之内的孩子表现在消化道和皮肤，所以小婴儿比较多见湿疹、呕吐、腹泻、便秘，一岁以后的孩子会出现反复的感冒，低烧、流鼻涕、打喷嚏、咳嗽都是过敏的上呼吸道的表现。到了三岁以后，孩子反复出现喘，也就是哮喘，这是过敏的下呼吸道的表现。所以过敏性鼻炎出现以后，家长要做的首要工作，是寻找原因。

家长要去寻找孩子对什么过敏，有的是对牛奶过敏，有的是对鸡蛋过敏，有的会对其他的很多东西过敏。第二步才是我们怎么治疗。比如说可以用喷鼻子的药物来治疗过敏性鼻炎，或者是给孩子吃一些去痰的药物来使他呼吸道得到尽快的清理。有时候想不到原因，家长可能需要带孩子进行一些特殊的检测，比如说抽血的检查、皮肤的测定，或者说其他的一些特殊的干预去看孩子有没有反应。